LA MORT

EST-ELLE CERTAINE ?

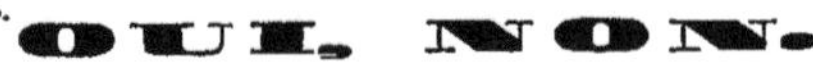

PAR

J.-P. Philippe PEYRIER (de Pléaux),
Pharmacien de première classe, membre du Jury médical
de la Haute-Loire.

PARIS,
IMPRIMERIE DE LA PROVINCE A PARIS,
RUE RICHER, 20.
1855

INCERTITUDE

DES

SIGNES DE LA MORT

RECHERCHES

SUR

L'INCERTITUDE DES SIGNES DE LA MORT,

ÉNUMERATION

DES MALADIES QUI PEUVENT PRODUIRE LA MORT APPARENTE,

ABUS DES

ENTERREMENTS ET DES EMBAUMEMENTS PRÉCIPITÉS,

PAR

J. P. PH[PE] PEYRIER (DE PLÉAUX)

Pharmacien de 1re Classe,

(*École de Pharmacie de Paris*),

MEMBRE

Du Jury médical de la Haute-Loire,

BRIOUDE.

> Nihil est tam nobile, et honorificum quam in Consimilium nostrorum utilitatem labores nostros impendere.
>
> S. AUGUSTINUS (*De Civitate Dei.*).

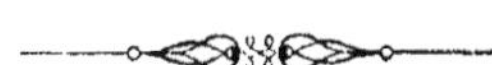

PARIS

IMPRIMERIE DE H. CARION, PÈRE,

Rue Richer, 20.

—

1855.

I

Il y a plus de deux siècles, l'homme, disait Bossuet, a presque changé la face du monde.

Les Arts et les Sciences, disons-nous aujourd'hui, touchent à un degré de splendeur inoui, les nations s'élancent dans la brillante carrière de la civilisation et laissent loin d'elles les siècles obscurs de sauvage barbarie des anciens temps.

Le premier qui examina la propriété qu'a le succin frotté d'attirer les pailles, ne devinait pas tout ce qu'on trouverait un jour sur l'électricité ; c'est 1,500 ans avant l'ère chrétienne (du temps de **Thales de Milet**), que ce phénomène fut observé ; qui eut alors osé affirmer qu'un temps viendrait où ce fluide transmettrait instantanément la pensée humaine jusqu'à de fabuleuses distances.

Celui-là qui s'amusait à poser sur un pivot de petites aiguilles de fer aimantées, se serait-il imaginé qu'il donnait par là le moyen de découvrir un nouveau monde ?

L'esprit d'observation a présidé à de nombreuses recherches : mais il n'a pas tout dit, il n'a pas tout vu ; malgré cette marche rapide et étonnante des sciences vers la perfection, la mort, de nos jours encore, est souvent un problème. Le génie humain a laissé au temps seul le soin de nous dire ce qu'il y a de vrai parfois dans le changement de notre existence.

Emprunter à ma sphère et en réclamer le secours, c'est doter l'humanité de faibles ressources ; à mon insuffisance suppléera du moins une louable et généreuse intention. Le plus faible travail mérite son salaire ; puissé-je donc, modeste en mon ambition, obtenir pour son seul prix une humble attention.

Disserter sur l'incertitude des signes de la mort, est-ce poursuivre un but imaginaire? Non. C'est un point sérieux vers lequel doivent converger toutes les intelligences, les efforts de tous. Heureux si je puis contribuer à élucider la question et participer à étayer notre frêle existence sur des bases en dehors de toute éventualité funeste.

Initier donc mon semblable, l'administration, à l'étude d'un besoin que ressent notre époque, n'est pas faillir à son devoir. De nombreux phénomènes se passent à chaque instant autour de nous inobservés; des faits, des événements se produisent sans nous captiver; mais, avec un examen attentif, on acquiert la preuve que ceux qui sont généralement méconnus, méritent de fixer notre attention.

Mon sujet est triste, peu récréatif, mon front se voile de douleur...., il s'agit de l'incertitude des signes de la mort.

Daignez me suivre, je vais vous révéler des malheurs; pénétrant avec vous dans les profondeurs de la tombe, me familiariser avec ses mystères et m'identifier avec les suites funestes d'une inhumation précipitée ; il y a des choses qu'on n'invente pas : devant les faits il ne reste de place ni pour le doute, ni pour l'incrédulité ; unissant aux citations l'appui de noms connus dans la Science, je livre au lecteur l'appréciation du fruit de mes recherches.

Dans l'état actuel des connaissances humaines, les dispositions relatives aux inhumations et aux embaumements précipités, offrent plus d'une lacune ; elles sont donc insuffisantes et démontrent sur cette matière le besoin d'une réglementation nouvelle ; par l'observation seule, on acquerra bientôt la conscience de son utilité, et s'il est une étude qui soit digne de fixer l'intérêt et d'absorber l'attention des intelligences les plus élevées, c'est, assurément, celle qui conduit à de grands résultats.

Rien de plus effrayant, a-t-il été dit, que la pensée d'une inhumation précipitée ; se fait-on une idée de l'épouvantable torture d'un infortuné, victime d'une erreur et se réveillant dans la nuit du tombeau d'une léthargie plus ou moins longue ? Il est des faits de cette nature sur lesquels le doute n'est plus permis.

La mort est certaine et elle ne l'est pas ;
La mort est certaine, puisqu'elle est inévitable ;
Elle ne l'est pas, puisqu'il est quelquefois incertain que l'on soit mort.

L'apoplexie, l'extase, l'épilepsie, la catalepsie, la lipothymie, l'hystérie, l'asphyxie, la congélation, le tetanos et certaines blessures, telles sont les principales maladies que les auteurs ont regardées comme pouvant produire la mort apparente et exposer aux inhumations précipitées.

Toutes les épreuves conseillées jusqu'à ce jour pour distinguer la mort réelle de la mort apparente, sont équivoques et insuffisantes, et j'arrive de suite à une épreuve concluante. Or donc, je dis et je soutiens que de la mort réelle, il n'y a de preuve certaine que la putréfaction.

Ni raideur cadavérique, ni maintes expériences tentées, ni absence de la respiration et de la circulation ne me convaincront jamais; car il est très-difficile de reconnaître que ces deux dernières fonctions ne s'exécutent plus; ignore-t-on que leur exercice est souvent suspendu dans certaines maladies, le *syncope*, l'*asphyxie* surtout; et ne sait-on pas d'une manière péremptoire que plusieurs personnes chez lesquelles il y avait suspension de ces deux fonctions, ont été rappelées à la vie.

La mort est certaine et elle ne l'est pas.

Combien de personnes tenues pour mortes sont sorties de leur suaire, de leur cercueil!

Combien d'autres, enterrées avec trop de précipitation, ont trouvé dans la tombe une mort dont les horreurs surpassent toutes les tortures humaines, les châtiments les plus grands, les plus terribles!

Des faits avérés prouvent encore que des sujets livrés trop brusquement au couteau anatomique ont donné par leurs cris des signes certains de vie lorsqu'ils en ont senti le tranchant; l'histoire en a recueilli dont l'authenticité est incontestable.

La mort est réelle; voyez, disent quelques docteurs de la

science : la face est cadavéreuse, le front ridé et aride, les yeux sont caves, le nez pointu, bordé d'une couleur noirâtre, les tempes sont affaissées, creuses, les oreilles retirées en haut, les lèvres pendantes, le menton raccorni, la peau sèche, livide, plombée.

S'il est vrai qu'à l'examen la plupart des cadavres présentent plusieurs de ces caractères, il est également certain qu'ils manquent souvent chez les personnes mortes subitement, ou à la suite d'une maladie de courte durée (*Orfila*). D'ailleurs les malades qui succombent à une affection chronique, qui s'effraient facilement et qui redoutent la mort offrent quelque temps avant d'expirer une altération semblable dans quelques-uns des traits de la face (*Idem*); ce serait donc à tort qu'on regarderait ces signes comme caractéristiques. Refroidissement du corps, couleur de la peau et des autres organes, la perte de la transparence de la main et des doigts, l'obscurcissement, l'affaissement des yeux, leur brillant terni, ne sont pas des signes certains de la mort : car les yeux se ternissent dans plusieurs occasions, dans plusieurs maladies.

L'immobilité du corps, défaut de mouvement dans toutes ses parties, défaut d'action des organes des sens et des facultés intellectuelles, la rigidité des membres, la raideur qui accompagne quelquefois l'asphyxie, peuvent également en imposer; on ne peut donc affirmer que la personne soit réellement morte.

La mort est certaine, je dis aussi qu'elle ne l'est pas ; pour moi elle n'est certaine que dans un état de putréfaction même avancée ; car un commencement de décomposition ne suffit pas pour affirmer que la vie a cessé, puisqu'on a vu des personnes se rétablir, quoique la peau fût couverte de taches violettes, qu'elle répandît une odeur infecte.

Je ne me dissimule pas que je vais me trouver en opposition avec des hommes qui défendent et pratiquent les erreurs les plus funestes; peu m'importe la critique! d'ordinaire elle est injuste et fille de l'ignorance ; s'ils n'ont d'autres armes, je ne me laisserai pas réduire au silence.

Quelques personnes encore considéreront ce qui vient d'être dit comme des hypothèses, ou comme le fruit d'une imagination en délire ; d'autres, et il s'en trouve toujours avec le ton acerbe, même un peu caustique, me diront : à quelle école avez-vous puisé les réflexions que vous nous donnez ? Aux premiers je produirai des témoignages irrécusables; aux derniers je répondrai que c'est à l'école des grands maîtres. J'ai eu le bonheur de les entendre et leurs paroles, sur une matière aussi importante, se sont profondément gravées dans ma mémoire et l'ont toujours douloureusement impressionnée.

Un fait bien constaté, fut-il le seul de sa nature, suffit aux personnes judicieuses; mais ces esprits forts, toujours hérissés de scrupules, retranchés dans des délicatesses que suggère la passion de se distinguer, s'imaginent user de condescendance en regardant les faits uniques comme des exceptions; c'est tout au plus s'ils daignent leur permettre de venir effleurer leur imagination.

Jaloux d'imiter un auteur dont le désir est de se rendre universellement utile, je vais produire et raconter. Les événements que je citerai sont faits pour préoccuper tout le monde ; ils ne laisseront aucun doute sur l'incertitude des signes de la mort; leur multiplicité détruira tous les prétextes de l'incrédulité et justifiera les précautions qu'il importe de prendre, afin d'éviter ces erreurs que scelle la pierre tumulaire et dont la terre seule possède le secret.

Les dispositions législatives actuellement en vigueur, relatives aux inhumations, en supposant même qu'elles soient rigoureusement observées, peuvent ne pas empêcher, dans certains cas, a dit l'illustre Orfila, que l'on enterre des individus vivants. L'art. 77 du Code civil exige, pour l'inhumation d'une personne, 24 heures après la constatation de la mort; la Science considère comme un fait incontestable que ce délai est insuffisant et que la mort apparente, présentant tous les symptômes de la mort réelle, peut se prolonger au-delà de ce terme.

Le célèbre ***Orfila*** déjà cité, que la mort vient de frapper à un âge encore peu avancé, et dont la perte est si vivement sentie, par son testament a voulu que l'autopsie de son corps fut faite afin, disons-nous, de la faire tourner au profit de la Science. Sommes-nous sûrs que tel ait été le sens de sa pensée? Plutôt, n'a-t-il pas voulu éviter la destinée du docteur Jean *Scott* de Cologne, qui s'était rongé les mains et brisé le crâne dans son cercueil.

Le célèbre anatomiste Winslow, régent de la Faculté de Médecine de Paris, n'a-t-il pas été enterré deux fois?

Et cet anglais de distinction n'était-il pas bien convaincu de l'incertitude des signes de la mort : ce fut probablement la crainte d'être enterré vivant qui lui dicta dans son testament la clause de sa décapitation immédiatement après la mort; il fut, en effet, enterré, la tête séparée du tronc.

Cette appréhension d'être enterré vif a troublé les courages les plus rebelles et inspirait à un vieux soldat, qui s'était ri de la mort sur vingt champs de bataille, les paroles suivantes :

« J'ai vu la mort sous toutes ses faces, elle ne m'a jamais fait peur; pourtant j'avoue que je frissonne à l'idée de la trouver au fond de la fosse d'un cimetière. »

Henri III, roi d'Angleterre, poursuivi par une somnolence réitérée, disait souvent à sa sœur :

« Par saint Georges, qu'on n'aille pas s'y tromper, et durant mon sommeil m'empaqueter sans bruit tout vif, m'étendre de mon long dans la belle niche que je me suis construite à Windsor : être enterré vivant, par mon âme, par mon Dieu, il n'y ferait pas bon à mon réveil! »

Est-ce un préjugé populaire, est-ce une réalité que ce sommeil apparent qui revêt tous les symptômes de la mort? Ceci est triste, mais n'est que trop vrai.

Buffon parcourt, pour en montrer l'imperfection, toutes les épreuves que l'Art a tentées. « On a, dit-il, des exemples de personnes qui, les ayant subies sans donner aucun signe de vie, sont revenues d'elles-mêmes au grand étonnement des spectateurs. »

Pourquoi donc tant d'empressement à ensevelir, à enterrer les corps? *Bichat*, ce grand physiologiste, disait : L'individu qui est réputé mort, vit quelquefois plusieurs jours au-dedans, tandis qu'il cesse tout à coup d'exister au-dehors; l'interruption des phénomènes externes de la vie étant un signe constamment infidèle de la réalité de la mort, on ne peut se prononcer sur l'existence de celle-ci qu'après la cessation des phénomènes de la vie intérieure.

Il n'est de signes certains de la mort que la putréfaction : j'ai entendu ces paroles tomber d'une bouche éminemment éloquente. Les réglements administratifs sont insuffisants ; mais comme il pourrait être dangereux d'attendre pour inhumer un cadavre qu'il fut entièrement pourri, je propose dans chaque commune, ayant paroisse, l'établissement d'une chambre d'attente ; cette chambre ou chapelle serait érigée dans le cimetière de chaque localité. Là serait déposée, sous la surveillance du gardien des tombeaux, la personne réputée morte et son inhumation serait différée jusqu'à l'époque où la putréfaction, devenue évidente, permettrait de ne plus douter que la mort est réelle. Un nombre infini d'inhumations ou d'embaumements précipités justifie la conduite que je propose de tenir. Les exemples et les citations qui suivent militent en faveur de cette mesure sur laquelle aucune autre ne peut prévaloir; si ce n'est, peut-être, le galvanisme, moyen nouveau auquel semble vouloir recourir notre époque, mais dont la Science n'a pas encore sanctionné le résultat.

Comme les raisonnements ne suffisent pas pour convaincre tout le monde, nous allons nous emparer d'armes irrésistibles : les faits. De nos citations vont ressortir de grandes erreurs; par elles vont être démontrées de grandes vérités.

L'antiquité la plus reculée, comme les temps modernes, va nous fournir des exemples de l'incertitude des signes de la mort ; ouvrons ses livres, fouillons dans ses annales.

I.

Plutarque rapporte qu'une personne étant tombée d sa hauteur, fut considérée comme morte, quoiqu'il n'y eut aucune apparence de blessure; comme on la portait en terre, au bout de trois jours, elle reprit tout à coup ses forces et revint à la vie.

II.

Eusèbe, Théoderet et **Calyxte** (de Im. Anim., c. 8) rapportent, d'après *Platon*, au Xme livre de sa république, l'histoire d'un arménien nommé *Erus*, qui fut tué dans une bataille; quand on vint, au bout de dix jours, pour enterrer les morts, tous les corps se trouvèrent corrompus, excepté le sien : ce qui fit qu'on le porta chez lui pour lui rendre les honneurs de la sépulture. Deux jours après, il revint à lui, étant sur le bûcher (1); cet événement fit faire à *Quenstedt* cette judicieuse réflexion : « Manent interdum spiritus, cor-« poribus humanis inclusi, sed motus occulti sunt adeò « que devincti sensus, ut vivant ne, an non, ejus modi cor-« pora non facilè intelligatur. »

(1) C'était alors la coutume de brûler les morts; on recueillait leurs cendres avec un religieux respect pour les enfermer dans des vases qu'on appelait urnes cinéraires.

« Il arrive quelquefois aux esprits de demeurer enfermés dans le corps des hommes, et ils s'y trouvent dans un tel état d'assoupissement, qu'il n'est point aisé de savoir si ces corps sont vivants ou non. »

III.

Pline, au chap. 52e du VIIe liv. de son histoire naturelle, raconte qu'*Acilius Aviola*, homme de distinction, puisqu'il avait été Consul, revint à lui étant sur le bûcher; mais que n'ayant pu être secouru à cause des progrès que la flamme faisait, il fut brûlé vif.

Le même accident arriva aussi à *Lucius Lamia*, qui avait été prêteur; *Célius Tuberon* fut plus heureux, au rapport du naturaliste que je viens de citer; il donna assez à temps des signes de vie pour n'avoir pas le funeste sort de ses concitoyens.

IV.

Maintenant laissons parler le respectable **Lancisi**, premier médecin du pape Clément XI :

« Ce n'est pas, dit-il, seulement par les histoires qui nous ont été contées, que nous savons que plusieurs personnes se sont réveillées dans leur tombeau ; nous n'avons besoin, pour le croire, que de ce que nous avons vu nous-même ; nous avons été témoin, dit-il, qu'une personne de distinction, qui est encore vivante, a repris le mouvement et le sentiment dans l'église : pendant qu'on y chantait son service, ce qui causa aux assistants beaucoup plus de terreur que d'admiration.

V.

Pierre Zacchias, célèbre médecin de Rome, raconte que dans l'hôpital du St-Esprit, un jeune homme attaqué de la peste tomba, par la violence du mal, dans une syncope si parfaite, qu'on le crut mort ; il fut donc mis parmi les victimes qui devaient nécessairement être enterrées. Pendant que l'on transportait ces cadavres, le jeune homme donna des signes de vie, ce qui fit qu'on le rapporta à l'hôpital, deux jours après, il retomba dans une syncope pareille. Et son corps, cette fois réputé mort, fut mis sans balancer au nombre de ceux qui devaient être enterrés; dans ces circonstances, il revint encore une fois à la vie, et avec des soins et le secours de remèdes convenables, il se rétablit parfaitement: ce qui fit dire à *Zacchias* que dans cette peste on a enterré nombre de personnes comme mortes, quoiqu'elles ne le fussent pas.

VI.

Ecoutons ***Philippe Peu***, chirurgien d'un rare mérite et auteur de plusieurs ouvrages appréciés; il exerçait avec succès dans Paris la chirurgie des accouchements. Voici ce qu'il raconte lui-même :

« Ayant été prié avec instance de faire l'opération césarienne à une femme grosse que je croyais morte, ne sentant plus aucun battement et la glace d'un miroir, approchée de la bouche, ne se ternissant plus, je ne balançai point a commencer l'opération. »

Mais à peine eut-il plongé dans les téguments la pointe du bistouri, qu'un mouvement de trépidation, le grincement des dents et le mouvement des lèvres lui firent connaître sa bévue; il fut frappé d'une si grande terreur, qu'il fit le serment de ne ne plus tenter, à l'avenir, la même opération.

VII.

Une dame de grande distinction, d'Augsbourg, à la suite d'une perte de sang très-considérable, tomba dans une syncope si forte, qu'ayant perdu tout mouvement et sentiment, elle fut considérée comme réellement morte; le lendemain, en l'ensevelissant, la personne qui cousait le suaire lui enfonça son aiguille dans la plante du pied pour savoir si elle ne donnait pas quelque signe de vie; bienheureuse fut cette dame de la tentative de cette personne : dans le moment elle commença à respirer; elle se rétablit complétement et survécut longtemps en bonne santé à cette mort apparente.

VIII.

Philippe II, roi d'Espagne, mécontent de son premier

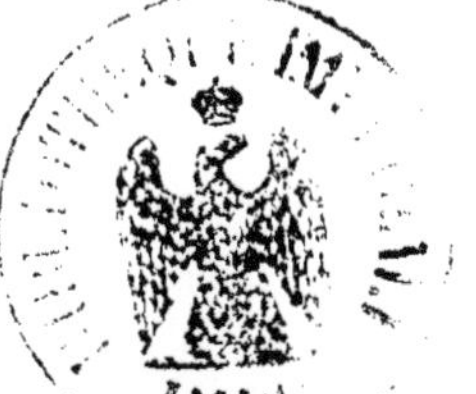

ministre, le Cardinal Spinosa, qui gouvernait depuis trois ans avec une excessive autorité, lui dit un jour : Cardinal, souvenez-vous que je suis le président. Le Cardinal fut si affecté de cette observation qu'il tomba en syncope et fut réputé mort ; on se pressa tant de l'ouvrir pour procéder à son embaumement, qu'il porta la main au rasoir du chirurgien. Son cœur palpitait encore après l'ouverture de l'estomac.

Ce fait est rapporté par Cabrera, historien de Philippe II, le même auteur assure que sa mère accoucha de lui à l'heure de son enterrement, pendant que les prêtres disaient pour elle l'office des morts et qu'elle vécut encore 14 ans. Il est vrai de dire que la mort servit de sage-femme à la mère, et l'église de berceau à l'enfant, comme un heureux présage de toutes les dignités auxquelles il devait parvenir un jour ; car il fut évêque de Siguença, Inquisiteur général d'Espagne et Cardinal (1).

IX.

En 1770, on voyait dans le cimetière St-Séverin, à Paris, le tombeau d'un homme qui fut enterré vivant; cet infortuné était sujet à tomber en léthargie. Son domestique, qu'il

(1) La fin tragique du Cardinal Spinosa nous prouve qu'on ne saurait apporter trop de précautions pour s'assurer de la mort de ceux qu'on doit embaumer, ou qui doivent être livrés aux études anatomiques.

avait envoyé dans son pays, revint et apprit que son maître avait été enterré depuis plusieurs jours; aussitôt il fit les démarches les plus pressantes pour obtenir son exhumation : ce qui lui fut accordé. Son maître était encore vivant, mais il s'était dévoré les bras et déchiré les entrailles; il ne survécut que peu de temps à sa délivrance.

X.

Le *R. P.* ***Leclère***, principal du Collége Louis-le-Grand, racontait à ceux qui voulaient l'entendre, que la sœur de la première femme de son père ayant été enterrée avec une bague au doigt dans le cimetière d'Orléans, la nuit suivante un domestique, attiré par l'espérance du gain, découvrit le cercueil et l'ouvrit; ne pouvant venir à bout de faire couler la bague hors du doigt, il prit le parti de le couper. L'ébranlement violent que la blessure causa dans les nerfs rappela la femme à elle-même et un cri amer que lui arracha la douleur saisit le voleur d'épouvante et le mit en fuite; la femme se débarrassa comme elle put du linceul dans lequel elle était enveloppée; elle sut retourner chez elle, survécut à son mari et dans les dix ans de vie qu'elle eut ensuite, lui donna un héritier.

XI.

Un maître de navire du Havre, nommé André ***Willain***

tomba malade d'un cours de ventre avec fièvre continue et délire; ces accidents, qui durèrent 40 jours, épuisèrent tellement le malade, que sa famille perdit tout espoir de rétablissement.

M. Plaimpel, médecin au Havre et qui traitait le maître de navire, craignant pour une syncope, recommanda qu'on vînt l'appeler à quelque heure de la nuit que le malade mourût; il était environ minuit lorsqu'il parut rendre le dernier soupir; en ce moment une voisine se souvint de ce qu'avait dit M. *Plaimpel.* On courut sur-le-champ chez lui; à peine fut-il arrivé qu'il fit faire un grand feu pour chauffer des linges dont on couvrit tout le corps; avec ces précautions et sous l'influence de ventouses et de profondes scarifications, on entendit un grand cri; la circulation se ranima et se rétablit si bien, que quelques mois après il reprit la mer, où il servit encore pendant 12 ans, au bout desquels il périt à la suite d'un naufrage.

Il y a tout lieu de croire que la syncope se serait changée en mort réelle sans ce digne médecin, car la syncope pouvait durer un temps assez long pour que celui de l'enterrement fût venu avant qu'il eut donné des signes de vie; ce fut pour ce malade un grand bonheur d'avoir eu pour médecin un homme bien persuadé de l'incertitude des signes de la mort.

XII.

Une jeune fille de ***Ferrare***, âgée de 18 ans, est jugée

morte d'apoplexie par tous les médecins; sa mère, qui l'aimait beaucoup, comme par un pressentiment du danger que courait son enfant, ne voulut pas permettre qu'on l'enterrât sitôt; elle la garda donc chez elle pendant trois jours, contre l'avis de tout le monde; heureuse inspiration! car à la fin du troisième jour, la jeune fille revint à elle comme si elle fût ressuscitée.

XIII.

Mme **Mervache**, femme d'un orfèvre de Poitiers, ayant manifesté le désir d'être enterrée avec plusieurs bagues d'or qu'elle portait habituellement, un pauvre homme du voisinage ayant appris la chose, déterra le corps la nuit suivante, afin de s'approprier les bagues; mais ne pouvant les ôter qu'avec de grands efforts, le voleur réveilla la femme en les voulant arracher, elle parla et se plaignit qu'on lui faisait du mal; l'homme effrayé, s'enfuit, et la dame, revenue de son accès d'apoplexie, sortit de son cercueil, heureusement ouvert, et s'en revint chez elle; en peu de jours elle fut complétement rétablie; elle vécut plusieurs années encore et eut plusieurs enfants qui exercèrent à Poitiers la profession de leur père.

XIV.

Encore un exemple semblable :

Misson rapporte que la femme d'un Consul de la ville de Cologne ayant été enterrée l'an 1571 avec une bague de prix, le fossoyeur ouvrit le tombeau la nuit suivante pour dérober la bague ; je laisse à penser s'il fut bien étonné quand il se sentit serrer la main et quand la bonne dame l'empoigna avec étreinte pour se tirer du cercueil, il s'en dépêtra au plus vite et s'enfuit épouvanté ; la ressuscitée se développa du mieux qu'elle put et s'en alla frapper à la porte de son mari ; elle appela un valet par son nom et lui dit son aventure, afin qu'on ne la laissât pas languir. Le valet la traita de fantôme et courut pourtant tout effrayé conter la chose à son maître ; le maître, aussi incrédule que le valet, traita ce dernier de fou. Cependant, la défunte, qui n'était pas encore morte, grelottait dans son drap en attendant qu'elle pût entrer ; la porte, enfin, lui fut ouverte, on l'entoura de tant de soins et elle fut si bien réchauffée, qu'elle se rétablit en peu de temps.

XV.

« Je puis certifier de bonne foi, dit **Zacutus Lusitanus** (Hist. Méd., lib. 1.) un événement surprenant dont j'ai été témoin :

« Un pêcheur, frappé d'apoplexie depuis vingt heures, ayant tout le corps froid, fut enveloppé, cousu dans un suaire et laissé par terre jusqu'au temps de l'enterrement ;

pendant qu'on l'inhumait, on entendit dans le cercueil un bruit sourd et inconnu, ce qui obligea de le mettre à terre ; pendant qu'on découvrait le corps, le hasard voulut que je passasse avec deux de mes confrères, en allant à une consultation. On nous appela à grands cris pour juger de la vie de cet homme; nous lui prîmes le bras et trouvâmes que le pouls battait au poignet; il fut rapporté chez lui où, par le moyen de secours révulsifs tels que les ventouses sèches et les lavements, il commença à revenir peu à peu à lui et se rétablit en peu de jours.

XVI.

Les faits suivants sont arrivés à Paris :

Une personne de distinction était traitée par un médecin de la Faculté; il la laissa le soir en danger, mais sans avoir lieu de craindre qu'il la voyait pour la dernière fois; lorsqu'il vint le lendemain, on lui dit que le malade était mort pendant la nuit; il était même déjà enseveli; le médecin voulut le voir, assurant qu'il était impossible qu'il fût mort. Il fit découdre le suaire et remettre le prétendu mort dans son lit; lequel, aidé du secours de remèdes, justifia le sentiment du médecin en revenant d'une syncope violente qui avait fait prendre le change aux assistants; il vécut longues années après cet accident.

XVII.

Un crocheteur, demeurant rue des Lavandières, tombe malade et est porté à l'Hôtel-Dieu : quelque temps après, le croyant mort, on le transporta à Clamart avec les autres morts du même hôpital et il fut mis comme eux dans la fosse; sur les onze heures de la nuit, il reprend ses sens, déchire son suaire, frappe à la porte du portier, qui lui ouvre et s'en revient chez lui.

XVIII.

La dame ***Langlois*** femme d'un graveur et imager de la rue St-Jacques, a été ensevelie, mise dans le cercueil et portée à l'église; pendant le service, plusieurs assistants s'aperçurent que la bière remuait; on l'ouvrit et on trouva la morte bien vivante. Elle a vécu longtemps après.

XIX.

Une femme, demeurant rue des Boucheries, est jugée

morte et mise sur la paille avec un cierge aux pieds, comme c'était alors la coutume; deux jeunes gens chargés de la veiller, renversèrent par mégarde sur la paille le cierge qui était aux pieds de la défunte : il y mit le feu qui, n'ayant pu être éteint assez promptement pour la garantir des atteintes de la flamme, lui fit jeter un grand cri; aussitôt chacun de fuir épouvanté; mais aux cris redoublés de la femme, on vint à son secours, on la tira de sa paillasse, et après avoir maîtrisé le feu, elle fut remise dans son lit. Elle guérit si bien qu'elle est devenue mère plusieurs fois depuis sa résurrection.

XX.

M. Mozet, fondeur en caractères d'imprimerie à Paris, nous raconte que sa grand'mère, ayant eu la dévotion d'aller prier auprès d'une de ses voisines exposée sur la porte, entendit dans le cercueil un mouvement qui lui fit dire à l'ecclésiastique qui la gardait, que cette femme n'était sûrement pas morte. Beaucoup de personnes, informées du discours de Mme Mozet, ayant entendu le même bruit, on ouvrit le cercueil, et la prétendue morte fut trouvée réellement vivante.

XXI.

Deux marchands de la rue St-Honoré, liés d'une étroite

amitié, d'une fortune égale, avaient chacun un enfant, l'un un fils, l'autre une fille à peu près du même âge; les premiers sentiments qui apprirent à la fille qu'elle avait un cœur lui firent connaître l'attachement que le jeune homme avait pour elle.

Les père et mère virent avec plaisir les sentiments de leurs enfants conformes aux vues qu'ils avaient de les unir; on était sur le point de conclure le mariage, lorsqu'un riche financier vint à la traverse et fit la demande de la demoiselle. La perspective d'une fortune plus brillante changea tout à coup les dispositions de ses parents, et malgré sa répugnance, la jeune fille céda aux instances de ceux à qui elle devait le jour.

Devenue l'épouse du financier, en femme vertueuse, elle interdit à jamais sa présence au jeune homme qu'elle aimait. La mélancolie dans laquelle la jeta le fatal engagement qu'elle venait de contracter, la fit tomber dans une maladie qui épuisa entièrement ses forces et la plongea dans un tel assoupissement qu'on la crut morte et qu'on l'enterra.

Le jeune homme, instruit de la triste fin de celle qu'il aimait toujours, se rappelant qu'elle avait eu autrefois une violente attaque de léthargie, se flatta qu'il en était peut-être de même; cette idée lui fit prendre le parti de corrompre le fossoyeur, avec le secours duquel il tira la défunte de son tombeau et l'emporta chez lui; il mit sur-le-champ toutes sortes de moyens en usage pour la rappeler à la vie, et il eut le bonheur de voir fructifier ses soins.

Conçoit-on l'étonnement de la ressuscitée, quand elle se vit dans une maison étrangère et auprès de son lit celui qui avait été son amant; elle apprit le détail de tout ce qui lui était arrivé, elle sentit tout ce qu'elle devait à son libérateur. Bientôt elle guérit, et croyant que sa vie appartenait de droit à celui de qui elle la tenait, ils passèrent en Angleterre, où ils vécurent plusieurs années dans l'union la plus parfaite.

Au bout de dix ans, l'envie de revoir Paris leur étant venue, ils repassèrent en France, ne prenant aucune précaution, persuadés qu'on ne soupçonnerait jamais ce qui était arrivé; cependant, le hasard fit que le financier rencontra sa femme dans une promenade publique. Cette vue fit une impression si forte sur lui que la persuasion de sa mort ne put l'effacer; il s'approche et lui parle : malgré le langage qu'elle lui tint pour lui donner le change, il la quitta plus que persuadé qu'elle était celle dont il avait fait le deuil. Ayant découvert sa demeure, malgré les précautions qu'elle avait prises, il la réclama en justice; en ce moment, vains furent les efforts que fit son amant pour faire valoir les droits que ses soins lui avaient acquis sur sa maîtresse; aussi prit-il le parti de ne pas attendre l'issue du jugement, il repassa avec elle dans les pays étrangers, où ils finirent paisiblement leurs jours.

Cette curieuse histoire se trouve relatée dans le tome VIII des *Causes Célèbres* et intéressantes.

XXII.

Rapportons à quelle cause fut due la triste destinée du

grand anatomiste *Vesale,* successivement premier médecin de l'empereur Charles-Quint et de Philippe second, roi d'Espagne, son fils.

S'étant persuadé qu'un gentilhomme espagnol qu'il traitait était mort, il demanda à ses parents la permission d'en faire l'ouverture, ce qui lui fut accordé; mais il n'eut pas plutôt enfoncé le bistouri dans le corps, qu'il y remarqua des signes de vie, et ouvert sa poitrine qu'il vit le cœur palpitant.

Les parents ayant eu connaissance de l'aventure, ne se contentèrent pas de le poursuivre comme meurtrier, mais l'accusèrent encore d'impiété devant l'inquisition. Comme la faute était notoire, les juges de ce tribunal lui infligèrent la peine qui lui était due, le roi d'Espagne le délivra de ce danger à condition qu'il expierait son crime par un voyage en Terre sainte.

Après la mort de *Fallope,* le sénat de Venise l'ayant mandé pour venir occuper sa place, *Vesale* s'embarqua; mais, dans la traversée, il fut jeté par une tempête furieuse dans l'île de *Zante* où, après avoir erré quelques jours dans les déserts et souffert les dernières extrémités de la faim, il finit misérablement sa vie, dénué de tout secours, le 15 octobre 1564, âgé de 58 ans.

XXIII.

L'histoire suivante est extraite du traité de ***Dominique Terrili*** (Causes de la mort subite).

Une dame de condition, en Espagne, dans un accès de suffocation hystérique est jugée morte sans retour; on mande pour en faire l'ouverture, un anatomiste célèbre, à dessein sans doute de connaître les causes de sa mort; au second coup de bistouri, elle revient à elle et donne des signes de vie évidents par les cris que lui arrache le fatal instrument, triste spectacle qui glaça d'épouvante et d'horreur tous les assistants.

Ce médecin, auparavant dans une grande réputation, fut, dès cet instant, abhorré et détesté de tout le monde; il se vit obligé de quitter non-seulement la ville, mais encore la province pour mettre sa vie en sûreté; en quittant ces lieux funestes il emporta avec lui ses remords, ce ver rongeur le plongea dans une tristesse qui abrégea promptement ses jours et une vie qui ne pouvait se prolonger sans prolonger ses malheurs.

XXIV.

Kornmann dans son traité (de Miraculis mortuorum), rapporte l'histoire suivante :

St Augustin, d'après St Cyrille, raconte que le prêtre André, cardinal, étant mort à Rome, fut porté le lendemain à l'église où il reprit ses sens et le sentiment, en présence du pape et de tout le clergé qui assistaient à son service pour faire honneur à sa mémoire.

Cet événement fut regardé comme un miracle et ce miracle attribué à St Jérôme à qui ce prêtre était très-dévot.

Il cite encore d'après Galien un exemple de l'incertitude des signes de la mort, c'est l'histoire d'un homme attaqué d'une suffocation qui dura six jours sans boire ni manger et au bout desquels il revint à la vie.

XXV.

Un chanoine de Bourges à l'inhumation duquel on procédait, revint à lui pendant qu'on chantait son service dans l'église métropolitaine; il fut rapporté chez lui immédiatement et se rétablit si bien qu'il vécut longtemps après cet accident; il devint official du diocèse de Paris.

XXVI.

Henri ***Wealses***, curé de Richlenn, dans le comté d'Yorck, en Angleterre, fut jugé mort après une maladie de quelques jours; étant resté dans le même état pendant quelque temps on le mit dans le cercueil, et l'on s'occupa de tout ce qui était nécessaire pour ses funérailles, même de la fosse qui fut creusée dans l'église du lieu. Au moment où l'on enlevait le corps, le prétendu mort crie à haute voix, se met sur son séant dans son cercueil ouvert, se lève et revient chez lui plein de force et de vie après avoir été privé de tout sentiment pendant quarante-huit heures.

Cette histoire est rapportée par *M. Scouthzen*. Voir son traité (de Medicinâ medicis), page 301.

XXVII.

L'an 1579, un malade appelé Hans-Teustel, qu'on avait cru mort et qu'on avait déjà mis dans la bière, revint à lui cinq heures après avoir perdu tout sentiment; il se leva et voyant l'enterreur auprès de lui : Mon ami, lui dit-il, je te prie d'aller faire mes excuses à M. le pasteur, de ce que j'ai pris la liberté de ressusciter.

XXVIII.

Citons aussi le succès de l'heureuse témérité d'une personne qui ayant fait entrer profondément une longue aiguille sous l'ongle d'un des doigts du pied d'une femme apoplectique, qui ne donnait aucun signe de vie, la fit à l'instant même revenir à elle.

XXIX.

Au commencement du XVIIe siècle, une jeune et belle dame, épouse d'un habitant des plus qualifiés du *Pont-St-Esprit*, en Languedoc, ayant été enterrée le matin, un jeune homme de la ville qui en était amoureux, entreprit de se procurer la nuit suivante la satisfaction de la voir encore une fois. Aidé d'un ami qui voulut bien lui prêter son secours, il s'introduisit dans le cimetière dont la muraille n'avait que 3 pieds de haut, tira la dame de sa fosse et la transporta sous une espèce de porche qui pouvait les dérober aux yeux des curieux qui auraient pu passer en cet endroit. Cet amant désespéré déchira le linceul qui couvrait le visage de sa belle et la serrant tendrement entre ses bras, il crut s'apercevoir qu'elle vivait encore, dans les transports de la joie la plus vive, il s'écria qu'elle n'était pas morte; l'ami qui craignait d'abord les illusions de l'amour put bientôt se convaincre de la vérité de la résurrection par un soupir que la dame exhala; un flacon d'eau de mélisse dont l'amant s'était heureusement pourvu, acheva de la mettre en état d'être transportée chez elle où elle eut beaucoup de peine à décider ses domestiques à avertir son mari qu'elle était pleine de vie et qu'elle avait besoin de prompts secours. La jeune dame fut traitée méthodiquement et recouvra une santé parfaite qui se soutint pendant un grand nombre d'années.

XXX.

En 1450, mad. ***Des Urvains,*** épouse de messire *Jacques-André Des Urvains*, conseiller à la Cour des monnaies, expira dans la nuit du 18 avril, à la suite d'une maladie grave qui avait plusieurs fois nécessité l'emploi de la phlébotomie; or, comme dans ce temps, il n'y avait aucun délai fixé pour les enterrements, le conseiller fit, dès le lendemain célébrer les funérailles et l'inhumation eut lieu dans le cimetière des Sts-Innocents, à Paris, à la grande douleur des pauvres du quartier dont mad. Des Urvains était la protectrice et la providence.

Par un usage qui remontait aux temps celtiques, on enterrait les femmes de qualité et celles de la haute bourgeoisie avec la bague, dite alliance, de leur mariage; quelquefois on les parait même de colliers, de bracelets, de chaînes et bijoux de toutes sortes.

La nuit des obsèques de la conseillère, vers dix heures et demie du soir, le fossoyeur en chef des Sts-Innocents s'achemina, aidé d'un complice, vers la fosse de mad. Des Urvains où la spoliation fut consommée : mais ne pouvant venir à bout de faire glisser l'anneau sur le doigt qui était déjà contracté, à bout de tentatives et de patience, le fossoyeur prit un couteau pendu à sa ceinture et se mit en devoir de couper le doigt.

A peine la phalange fut-elle entaillée, qu'un cri de douleur et d'angoisse se fit entendre ; la morte se dressa sur son séant, brisa les liens de ses langes funéraires et fixant des yeux hagards sur les profanateurs du tombeau, elle s'écria : Misérables ! vous voulez donc m'assassiner ? A cette effrayante vision, les deux sacriléges prirent la fuite ; madame Des Urvains restée seule se saisit de la lanterne et du couteau abandonnés par les fugitifs, et parvint avec beaucoup de peine à gagner la porte du cimetière, que dans leur épouvante ils avaient négligé de fermer.

Une fois dans la rue, elle trouva assez d'énergie pour prendre le chemin de sa maison où elle fut reçue par le portier qui eut toute la peine du monde à se persuader qu'il se trouvait en la présence de sa maîtresse.

Madame la conseillère se rétablit parfaitement de sa blessure, survécut à son mari, se remaria et épousa en secondes noces le procureur-général *Henri Boyslève,* qui descendait de l'illustre prévôt de Paris sous Saint Louis.

Il fut constaté par une enquête que le décès apparent de la conseillère n'avait été qu'un accès de catalepsie déterminé par la faiblesse résultant de saignées et de l'emploi de narcotiques stupéfiants.

XXXII.

M. Falconet, médecin aussi connu dans le monde par sa

sincérité que par l'étendue de ses connaissances et les titres honorables dont il était décoré, traitait un page attaqué d'une fluxion de poitrine : venant un matin pour le voir, la garde lui dit de ne pas monter parce que le malade était mort; M. Falconet insiste et veut le voir; après lui avoir découvert le visage et l'avoir attentivement examiné, il crut reconnaître quelques signes de vie; en conséquence, il lui administra deux grains de Kermès minéral dans quelques cuillerées de vin d'Espagne, et ordonna de réitérer le remède toutes les deux heures; avant la nuit, il survint une sueur abondante qui dégagea la poitrine et provoqua une expectoration salutaire : en peu de jours le malade fut parfaitement guéri. Il est évident que c'en était fait de lui, si ce digne médecin n'eut été imbu du principe de *Celse*, que les signes de la mort ne sont rien moins que certains.

XXXII.

Le journal des savants de l'année 1745, rapporte l'observation de ***lady Roussel,*** dont le corps resta huit jours sans donner la plus légère apparence de vie et le moindre signe d'altération. Cette malade qui vécut encore longtemps, se réveilla au son des cloches d'une église voisine, pendant que son mari, qui s'était opposé vivement à son inhumation, lui tenait la main qu'il baignait de ses larmes.

XXXIII.

Joseph Raulin (traité des affect. vap. 1758.) parle d'une fille hystérique dont il retarda les funérailles parce que sa couleur n'était pas totalement changée. Cet auteur ajoute que quelques heures après, la prétendue morte reprit connaissance.

XXXIV.

Voici un fait qui date de nos jours : il y a environ cinq ans, dans un département voisin, vivait heureuse sur les bords d'une petite rivière, une honnête famille. Un jour la vigilance maternelle se trouve mise en défaut et un jeune enfant tombe à l'eau. A la nouvelle de cet accident sa tendre mère est prise d'une syncope et ne donne plus aucun signe de vie; après quarante-huit heures d'attente, elle est inhumée; il ne reste dans la famille que deuil et désolation. Trois jours après, des cris plaintifs, des gémissements, malgré la couche de terre qui la recouvre, arrivent lentement à l'oreille de quelques passants. (Notons que le cimetière est afférent à un chemin très-fréquenté). La rumeur publique s'en émut, on fit des démarches auprès de l'autorité civile et religieuse et l'exhumation eut lieu : mais, ô douleur! ô spectacle effrayant! elle s'était réveillée, cette bonne mère, dans la nuit du tombeau; elle fut trouvée tournée sur le côté s'étant rongé les mains, arraché les cheveux et déchiré les entrailles.

Combien dùt ètre affreuse cette lutte de la vie avec la mort!

XXXV

Ecoutons encore **M. Balard**, envoyé dans le Tyrol autrichien chargé d'une mission par la famille *Breymann*, banquier à Bruxelles.

A *Manheim*, j'ai lu le journal de cette ville du 12 mai 1854; (1) voici, dit-il, ce qu'on écrit de *Schwandenn*, canton de Glaris :

(1) Ce fait tout récent est digne d'être reproduit et donne raison à mon opinion sur l'utilité de la mise en pratique des chambres d'attente.

Une femme mère de cinq enfants vivants, était morte le lundi de Pâques, par suite de couches; après avoir été enterrée elle est revenue à la vie. Le curé dont l'habitation est voisine du cimetière, entendit des sons plaintifs provenant du champ du repos; redoutant quelque lugubre accident, il éveilla le médecin qui demeurait tout près et se rendit immédiatement avec d'autres personnes dans le cimetière; mais hélas! il était trop tard, la malheureuse femme était couchée sur le côté dans son étroite demeure, baignée dans son sang, morte, mais encore chaude; la mort avait été précédée d'une lutte terrible.

Si nous nous reportions aux temps ou les malfaiteurs et les criminels étaient pendus, que d'exemples de résurrections n'aurions-nous pas à enregistrer!

Nous constaterions encore l'incertitude des signes de la mort parmi les personnes submergées ou noyées.

On ne sait pas, ou on ignore trop que plusieurs de ceux qu'on retire de l'eau sans apparence de vie, seraient soustraits à une mort prochaine si on leur donnait les soins nécessaires et pendant un temps assez long: mais le plus souvent on ne daigne rien tenter en leur faveur. La personne est morte : l'artère ne bat plus; on est mort! la veine se refuse à laisser jaillir du sang; erreur souvent bien grande et bien des fois funeste; car on a vu, dit *Forestus*, revenir à eux et revivre des personnes qui avaient été submergées et étaient restées dans l'eau pendant quarante-huit heures.

In undis submersi, post octo et quadraginta horas recreati revixere.

Voici un exemple qui confirme le sentiment de **Forestus**

Le **13** juillet **1829**, vers deux heures après-midi, près le pont des Arts, à Paris, on retire de l'eau à l'aide d'un croc un corps qui paraît sans vie : c'est un jeune homme de 20 ans, beau et fort; il est froid, décoloré, sa figure et ses lèvres sont bouffies et bleuâtres, une mousse jaune et filante découle de sa bouche, les yeux sont ouverts, fixes et immobiles, les membres flasques et pendants, on ne perçoit aucun battement de cœur, aucune nuance de respiration.

La submersion date d'un temps assez long, puisque la seule recherche du corps a duré vingt minutes, en présence de M. le docteur *Bourgeois* (1). Ce digne médecin n'en croit pas moins devoir s'exposer à la dérision des assistants en procédant aux tentatives de la résurrection de ce qui n'est plus pour la foule assemblée qu'un cadavre.

Au bout de plusieurs heures cependant, la vie revient à ce prétendu cadavre, grâce à la persévérante opiniatreté du médecin qui, quoique fort et robuste, se trouve tellement fatigué, que, vingt fois, il est sur le point de se déconcerter, et d'abandonner le noyé.

Que fut, je vous le demande maintenant, devenu ce malheureux, si au lieu de rester, comme le fit l'opiniâtre médecin, courbé sur ce corps inanimé, la bouche collée sur ses

(1) J'ai exécuté, pendant mon stage, à Paris, quelques ordonnances de cet estimable médecin.

lèvres glacées, l'œil fixe et l'oreille attentive pour saisir un premier mouvement, un premier bruissement du cœur, les assistants eussent abandonné le noyé après une demi-heure de soins comme on le fait si souvent? ce qui serait arrivé?.. le malheureux.... eut été enterré vivant.

A cette observation, ***M. Bourgeois*** dans le recueil (Archives de Médecine) en ajoute un certain nombre d'autres dans lesquels des individus submergés et restés sous l'eau jusqu'à six heures, ont été par lui rappelés à la vie après des soins qu'une aussi forte conviction que la sienne était seule capable de porter à administrer.

Ces faits de submersion établissent encore ce point incontestable, qu'on enterre chaque jour des individus qu'avec plus de persévérance on rendrait à la vie.

La mort est certaine et elle ne l'est pas.

Il y a, dit *Bacon*, beaucoup d'exemples de personnes mises dans le cercueil ou même enterrées qui sont ressuscitées: interrogez les tombeaux, ils vous diront les fatales méprises que recouvre la terre; nous en avons la preuve par les exhumations : combien de personnes n'a-t-on pas trouvé tournées sur le côté, couvertes de contusions, de blessures, en raison des efforts et des mouvements qu'elles avaient faits pour ressaisir une vie qui ne devait plus être, vie hélas ! qui n'était pas éteinte et sur laquelle eût glissé le voile de la mort si on procédait avec prudence et circonspection.

Nous avons énuméré au commencement de notre écrit les maladies que les auteurs ont considéré comme pouvant produire une mort apparente : il n'y en a pas, devons-nous dire, qui fournisse plus d'exemples de l'incertitude des signes de la mort que l'hystérie : car, encore au dire de *Benivenius*, une religieuse de Kelmuntz est restée pendant dix jours privée de tout sentiment et mouvement à la suite d'un accès d'affection hystérique.

L'Hystérie (1) est une maladie plus particulière aux femmes : on suppose que chez elles elle a son siége dans l'utérus; elle se manifeste par accès dont le principal caractère consiste dans le sentiment d'une boule (globe hystérique) qui semble partir de la matrice, refouler vers l'estomac une chaleur plus ou moins vive ou un froid glacial, et se porter ensuite à la poitrine et au cou où elle produit une espèce d'étouffement et de strangulation.

Dans un accès de forte hystérie, ces phénomènes sont suivis de perte de connaissance, de mouvements convulsifs souvent très-violents : enfin la circulation, la respiration et les autres fonctions organiques peuvent être suspendues; alors la personne est réputée morte, morte d'une attaque.

Paré et Galien se contenteraient-ils de ce langage! Le célèbre *Paré*, au livre 24e de ses œuvres, chapitre 43, dit que dans cette maladie tout sentiment et mouvement est perdu, que le pouls est si petit, qu'on ne le sent aucunement, de telle sorte que les personnes quoique vivantes semblent être réellement mortes.

Galien cite aussi l'histoire d'une femme hystérique qui resta évanouie pendant six jours, sans pouls, sans senti-

(1) Cette affection est celle que l'on désigne vulgairement sous les noms de vapeurs, de maux de nerfs, d'attaques de nerfs.

ment, sans mouvement et chaleur, et qui néanmoins revint à la vie.

Avec l'opinion de *Galien* et d'*Ambroise Paré,* que penserez-vous de l'article 77 du Code civil ; quarante-huit heures même suffisent-elles pour affirmer que la mort est réelle? Non.

Des volumes entiers ne suffiraient pas à contenir tous les exemples qu'on voudrait recueillir, d'embaumements et d'inhumations précipités : le champ est vaste , on peut compulser sur tous les points du globe.

Amiens, Vesoul, Dijon, Rheims, Toulouse et bien d'autres villes en France, seraient encore le sujet de déplorables et tristes citations; nous pourrions leur donner de l'extension, en agrandir le cadre sans nous imposer de trop laborieux efforts.

Quand on a de si nombreux renseignements sur le peu de précautions que l'on prend pour les inhumations dans les grandes villes, que doit-on augurer de celles qui se font dans les campagnes? Ceci nous porte à dire que le mal est grand et je reste persuadé qu'il est encore plus grand qu'on ne le pense.

Nous venons de dire qu'un volume ne suffirait pas à contenir toutes les histoires de résurrections qui ont eu lieu : ceux qui désireraient en voir un plus grand nombre, pourront consulter :

Les observations médicinales de *Forestus* ;

Celles d'Amatus *Lusitanus*

Les observations chirurgiques de Guillaume *Fabri*.

Le traité de *Levinus Lemnius* sur les miracles cachés de la nature.

Les observations de *Shenkius* ;

Le traité des morts subites, par *Lancisi ;*

Les questions médico-légales de *Pierre Zacchias* ;

Le traité des maladies des femmes, d'*Albertinus-Bottonus* ;

Le traité de *Dominique Terrilli* (causes de la mort subite).

Et celui de *Kornmann* sur les miracles des morts.

Ici devaient se borner mes réflexions et mes recherches. Cependant, la page que j'ajoute est une des plus intéressantes pour notre époque, et mon œuvre resterait inachevée si je ne parlais d'une maladie qui, franchissant la vaste étendue des mers, est venue faire irruption en Europe, s'est introduite en France il y a environ vingt-deux ans, y a sévi naguère encore, portant le deuil et la désolation dans plusieurs de nos provinces.

Cette maladie, que nous nommons choléra, a reçu diverses définitions de la part des auteurs.

Galien, l'homme le plus savant de son siècle, dit que c'est une maladie aigue, avec vomissements bilieux et déjections alvines, contraction des membres et refroidissement des extrémités.

D'autres l'appellent diarrhée chronique;

Passion cholérique;

C'est un flux, d'après *Sauvages* et *Vogel* ;

Un spasme, d'après *Cullen* ;

Un embarras gastrique, d'après *Pinel* ;

Et une grave irritation (comme on pense bien), d'après *Broussais*.

Eh bien ! cette définition des sommités de la science n'est rien moins que chimérique, assise sur des hypothèses.

Le choléra n'est pas une maladie nouvelle; *Hippocrate* l'observa souvent en Grèce.

Sydenham, en août 1669.

Dehaen l'étudia en avril 1747.

Bontius, dans son histoire naturelle, et *Annesley* disent qu'il est endémique chez les Indiens.

Cette maladie se développe par une cause spéciale et encore inconnue. Aussi, à celui qui me questionnerait sur sa nature, répondrais-je, comme le fit ce jeune médecin Croate au baron **Storck**. Ce célèbre médecin, dans un examen rigoureux, lui demanda : qu'est-ce que la fièvre? Le croate lui fit cette belle réponse : « La fièvre, dit-il, est ce que nous ne savons, ni vous, ni moi, ni aucun médecin du monde. »

Dans le choléra, les symptômes de la mort sont aussi incertains que dans toute autre maladie; aussi, blame-je l'empressement que l'on met à se séparer de ses proches, de ses amis, je veux dire l'empressement avec lequel on procède à l'inhumation d'une personne réputée morte du choléra.

Un seul fait que je vais citer fera sensation et démontrera combien il faudrait user de circonspection :

« Le docteur *Veyrat* est appelée à La Roche, département de l'Yonne, près d'une malade, Thérèse X..., qui vient de perdre, du choléra dont elle est elle-même frappée, tous les membres de sa famille.

« Thérèse est dans un véritable état d'asphyxie ; M. *Veyrat* ouvre la veine, point de sang; il applique des sangsues, celles-ci piquent et tombent inanimées; il couvre le corps des plus irritants topiques et va prendre du repos, en recommandant aux assistants de le faire avertir si, contre son attente, la malade vient à donner quelques signes de vie; la nuit et le jour se passent sans avertissement, on s'occupe des préparations de l'inhumation; alors on s'aperçoit que le sang coule des piqûres des sangsues; M. *Veyrat* en est instruit, il entre chez la malade au même instant que la bière y est apportée, jetée sur le plancher où l'ensevelisseuse va procéder à ses funèbres fonctions; tout à coup on entend une sorte de bruissement dans la poitrine de Thérèse, elle ouvre les yeux, et d'une voix qui glace les assistants : « Que venez-vous faire ici, dit-elle à l'ensevelisseuse qu'elle reconnaît, je ne suis pas encore morte; allez vous-en. » M. *Veyrat* s'empresse de donner ses soins à la malade, qui se rétablit et ne conserve, de l'état de mort apparente dans lequel elle s'est trouvée, qu'une surdité qui dure environ deux mois. »

Cet événement, et on pourrait en citer d'autres relatifs au choléra, met hors de doute qu'on a pu enterrer, et qu'on a, en réalité, enterré beaucoup d'individus qui eussent pu être rendus à la vie, c'est-à-dire des individus vivants.

Au point de vue de l'humanité, je me suis attaché à recueillir des faits, j'ai cité des événements qui prouvent le danger des inhumations précipitées et qui mettent en évidence le besoin de nouvelles lois sur cette matière.

Depuis longues années, on nous dit que les savants, les

moralistes, les législateurs, se sont occupés de cette question ; mais rien, jusqu'ici n'a été tenté pour prévenir ce malheur, le plus grand, le plus terrible qui puisse frapper une créature humaine ; il appartient donc à l'administration de prendre l'initiative et de diriger toute sa sollicitude vers ce but si humanitaire (1).

Tout homme, toute chose, va à sa destinée, comme le fleuve à l'Océan, nul ne l'ignore ; à un temps donné, nous sommes tributaires envers le Créateur, non-seulement de l'intelligence, des attributs dont il lui a plu de nous décorer, mais encore de ce souffle que nous appelons la vie. Devant son immensité, tout s'affaisse, sous sa puissance tout plie ; un jour luit où toutes ces prérogatives doivent s'annihiler ; là est notre destinée ; aucune puissance ne peut la conjurer, toute science est impuissante ; la vie doit s'éteindre, même au flambeau de la spécialité.

Un matin donc, la mort plane sur nous ; le soir elle nous étreint ; le lendemain elle arrive et nous impose l'acquit de sa promesse ; la trame de nos jours va se rompre ; une seconde encore, et nous voilà lancés dans l'éternité, instant lugubre et terrifiant pour l'homme qui a trempé les ressorts de son âme dans le liquide de la corruption. Le jour où il donnait la dernière main à la dernière vis, il a assemblé les pièces justificatives de sa perversité.

Point d'illusions, d'esprits forts ; il n'en existe qu'à l'état de nom. Voiler ses actes, reléguer ses actions illicites dans l'oubli, c'est ajouter à son tourment ; celui-là n'a pas fait une action sainte qui, sous le voile de la vertu, a fait de l'or son

(1) Ici je vais me permettre quelques réflexions suggérées par la nature du sujet que je traite, veuillez, lecteur, me pardonner cette digression que vous considérerez peut-être intempestive.

industrie, qui a prélevé injustement sur le denier de la veuve et de l'orphelin, qui s'est fait un eldorado avec des matériaux, dont le ciment a été pétri de leur sueur; au penchant de l'abîme, dis-moi, ô homme à cheveux blancs ! l'emploi de tes jours. Mon âme, répond-il, est un gouffre de douleurs ; me voici tout près du précipice... Son pied tremble ; il glisse, et l'éternité se ferme sur lui. O mort ! que présageais-tu à ce mortel ? L'avenir vient de le lui apprendre.

Silencieux et morne, ô mort ! cet autre contemple avec effroi ta face terrible. Pendant toute sa vie, il a cependant emprunté à nos dogmes, à nos institutions divines, mais il a fait fausse route. Ses belles actions étalées au grand jour, il les voit se refléter dans un sombre tableau, car elles ne se sont accomplies que sous le masque de la religion, que sous le manteau de l'hypocrisie ; une voix accusatrice se lève contre lui, il a méconnu les saintes lois de la justice et de l'équité. En vain, veut-il radouber le vaisseau de la vie. La planche qui mène au rivage, fuit à son approche ; ses heures sont comptées ; un pénible soupir s'exhale de sa poitrine ; il meurt dans un horizon de ténèbres.

A ce dernier moment, combien est pâle et livide la physionomie de ce mortel encore que je vois sur sa couche dernière ; il a vécu dans l'oubli des saines maximes, à forfait à l'honneur, aux sentiments nobles et élevés ; immobile et sans voix, ses dents se raidissent, son regard est fixe ; un froid glacial vient s'abattre sur sa poitrine ; une dernière angoisse le soulève ; c'en est fait, la mort, devant lui, déroule son manteau majestueux et terrifiant ; elle l'enlace dans les pans de sa sombre parure ; nuit terrible ! N'est-tu pas une nuit prophétique ?

En revanche, quelle est douce la dernière heure, pour l'homme de bien, pour l'homme de l'Évangile; jetez sur lui un œil contemplatif, ses bras se lèvent vers le ciel avec délices, sur son front rayonne l'espérance ; plein de force et de courage, il recueille tout espoir; il se présente à son Dieu, muni de bons fruits, car il visitait la veuve, le nécessiteux, soulageait l'œil de l'aveugle, redressait le boiteux; le pauvre le suivait, le nommant son père; il offrait son bras à celui qui n'avait pas de mère. Dans les sentiers du bien, il a toujours dirigé ses pas. Content de cette belle vie, il meurt, et ce jour pour lui est un jour de fête; car il va trouver la paix, les douceurs du repos dans la muette cité des tombeaux.

La mort fauche partout, à droite, à gauche, dans tous les rangs; elle n'oublie personne, ni le jeune enfant, ni le vieillard, tous nous sommes sous ses lois; impitoyable pour le faste et la grandeur, pour la médiocrité, pour l'infortune,

Pallida mors
Œquo pulsat pede
Pauperum tabernas, regum que turres.

les conséquences donc d'une inhumation précipitée, pèsent indistinctement sur tous les êtres.

Terminons et demandons-nous ce que c'est que notre existence, nous la définirons : un labeur de chaque jour, une vie éphémère, dont le cortége se nomme peines, vicissitudes, infirmités, tourments.

Dans notre voyage à travers le monde, assez d'écueils viennent briser notre route; ayons du moins la perspective, au bout de notre course, de dire à la terre un éternel adieu avec la conviction et la pensée que le sommeil de la tombe ne sera plus un surcroît de malheurs.

Paris. — Typographie française et italienne de H. Carion père, R. Richer, 20.

www.ingramcontent.com/pod-product-compliance
Ingram Content Group UK Ltd.
Pitfield, Milton Keynes, MK11 3LW, UK
UKHW021947260726
13994UKWH00004B/1594

9 782329 356914